LE CHOLÉRA VAINCU

PROPRIÉTÉ

LYON. — IMP. DE JULES NICOLLE, RUE MERCIÈRE, 47.

LE
CHOLÉRA VAINCU

OU

TRAITEMENT INFAILLIBLE

DE CETTE MALADIE

PAR

J.-B^te LACHAUME

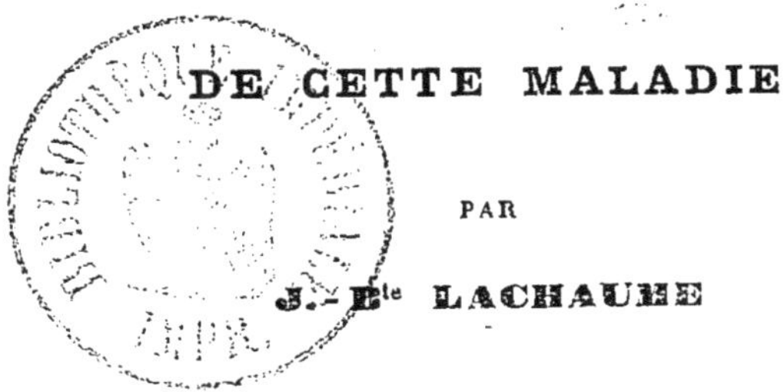

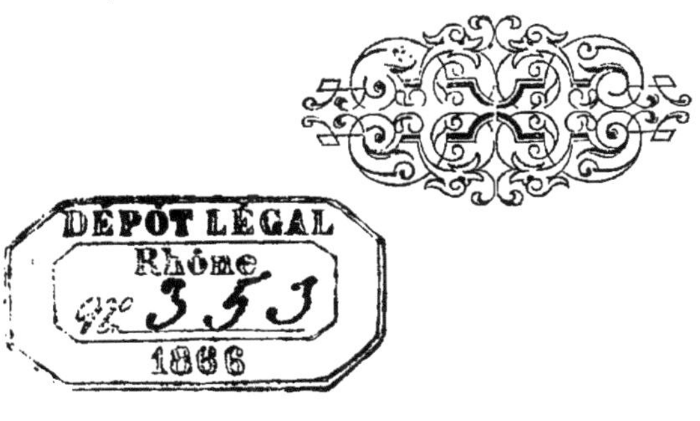

LIBRAIRIE DE P. N. JOSSERAND, ÉDITEUR.

LYON
Place Bellecour, 3

PARIS
Régis RUFFET et Cie

1866

AVANT-PROPOS

Dans le courant de septembre 1865, j'ai sollicité et j'ai obtenu de
M. Chevreau, sénateur, préfet du Rhône, une audience dans laquelle
j'ai exposé à M. le préfet qu'un de mes amis — je n'osais pas dire
que c'était moi — possédait un traitement infaillible de la diarrhée,
de la dyssenterie et de son très-proche parent, le choléra, dont il
ferait connaître le secret à des conditions déterminées.

Le choléra décimait alors les populations de Paris, de Marseille
et d'autres points du globe.

M. Chevreau m'a répondu : « Celui qui serait assez bien inspiré
pour indiquer le moyen de guérir le choléra aurait si bien mérité
de l'humanité, que je ne sache pas un gouvernement qui ne fut
disposé à le rémunérer très-libéralement ; faites-moi votre communication par écrit, et je la transmettrai, en l'appuyant, à S. Exc.
M. Béhic, ministre du commerce. »

En conséquence de cette bienveillante invitation, le 12 octobre
suivant, j'ai renouvelé, par écrit, ma communication à M. le préfet,
et j'en ai envoyé à M. le ministre une semblable dans laquelle je
relatai mon entrevue avec M. le préfet.

J'avais jugé à propos de faire cette double communication, afin
d'éviter des lenteurs et d'arriver à temps pour que mon traitement
put être expérimenté.

Le 26 octobre après, j'ai reçu de M. le ministre une lettre ma-
nuscrite signée de lui, par laquelle il m'engageait à lui adresser ma
formule, qu'il était, disait-il, disposé à soumettre à une commission
de l'Académie de médecine que l'État consultait toujours en pareille
matière, qui devait décider si j'avais droit à la récompense de-
mandée.

Telle est la substance exacte, sinon textuelle, de la lettre de
M. le Ministre.

Tout aussitôt, je me suis mis à l'œuvre, et j'ai composé un petit
mémoire sur le choléra, contenant mes observations sur la marche
de cette maladie, sur la manière de la traiter, sur l'origine de mon
traitement, et je le lui ai envoyé au lieu de la simple formule qu'il
réclamait.

Deux autres copies de ce mémoire ont été également expédiées·
l'une à M. le Préfet de Lyon, qui m'avait promis son appui,
l'autre à M. le Président de l'Institut, qui devait en être saisi pour la
remettre à la commission.

Le 15 novembre ensuite, le chef de cabinet de M. le ministre,
pour et avec son approbation, m'a annoncé, dans son accusé de
réception, qu'il porterait à ma connaissance l'avis de la commission
aussitôt qu'il l'aurait reçu.

Depuis cette date, 15 novembre, silence absolu, complet, pendant
près de 8 mois, temps, ce me semble, plus que suffisant pour que
la commission, éclairée par des expériences répétées soit en France,
soit ailleurs, ait pu se former une opinion et se prononcer sur la
valeur de mon traitement.

Qu'était-il advenu ? Mon mémoire avait-il été pris en considé-
ration, ou bien avait-il été enfoui dans le fameux panier-oubliette,
ce grand et expéditif collaborateur de toute commission, d'où une
main généreuse et désintéressée irait, sans doute, le tirer quand il
en serait temps, pour lui faire voir la lumière ?

De quelle décision étais-je l'objet, si une décision avait été prise ?

Désirant sortir d'incertitude et connaître mon sort, j'ai écrit à
M. le Ministre qui, le 2 juillet dernier, m'a répondu qu'il n'avait
encore rien reçu de la commission, qu'il venait de l'inviter à lui
adresser son rapport le plus tôt possible.

Quoiqu'il en soit, afin de ne pas laisser plus longtemps la lumière
sous le boisseau, afin de mettre chacun à même de faire des expériences et d'apprécier le mutisme de la commission ou ses dé-
terminations ultérieures, j'ai résolu de livrer à l'impression mon
mémoire.

Le moment ne peut-être mieux choisi, puisque le choléra vient
malheureusement de faire sa réapparition, lorsque nous touchons,
d'ailleurs, à la saison des dyssenteries.

On fera bien d'essayer mon traitement, malgré les observations
inconsidérées ou malveillantes dont il peut être l'objet, car il est
tout à fait inoffensif.

J'en garantis les heureux effets, pourvu qu'on le suive à la lettre
et qu'on n'y change rien, car il a subi l'épreuve de l'expérience,
pierre de touche de la vérité.

J.-B^{te} LACHAUME.

Mâcon, 12 juillet 1866.

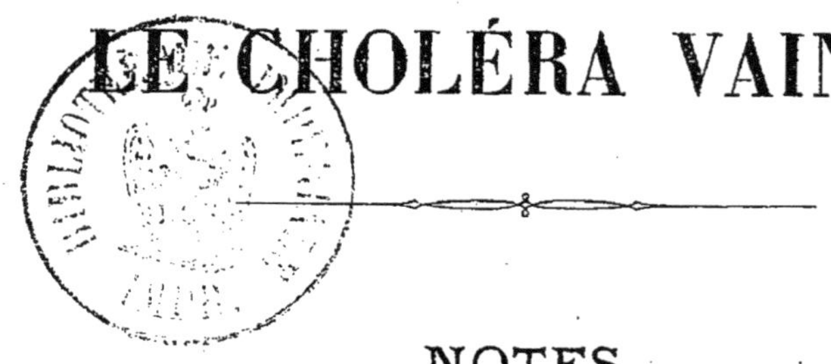

LE CHOLÉRA VAINCU

NOTES

sur le CHOLÉRA, la DYSSENTERIE et la DIARRHÉE

telles qu'elles ont été transmises à S. Exc. M. BÉHIC, Ministre du Commerce

à M. CHEVREAU, Sénateur, Préfet du Rhône

à M. le Président de l'Institut

On a généralement du choléra une idée fausse qu'il importe de rectifier, afin de faire disparaître le mal de la peur, première cause de l'expansion de cette maladie.

Et d'abord le choléra ne foudroye pas comme l'apoplexie, c'est un fait que j'ai constaté sur moi et sur d'autres, il s'annonce toujours par des signes certains et donne ainsi à ceux qu'il atteint le temps de se reconnaître et de se défendre ; il y a longtemps que je l'ai affirmé contrairement à l'opinion accréditée.

Réduit à sa plus simple expression, le choléra n'est autre chose que la dyssenterie poussée à ses dernières limites, sous l'influence de causes encore ignorées qui jettent la perturbation dans l'équilibre des humeurs en favorisant, en excitant outre mesure l'évacuation de quelques-unes d'entre elles.

De cette évacuation surnaturelle, de ce défaut d'équilibre, résultent les accidents, les désordres, les caractères qui distinguent la période de la dyssenterie, appelée choléra dont il est le dernier terme.

Il y a dans le choléra deux périodes bien distinctes :

La première période est indiquée par un dérangement des voies de la digestion, pesanteur, affaissement de l'estomac accompagnés quelquefois de légères crampes, qui précèdent un cours de ventre très-liquide, pénible sans être douloureux, duquel il résulte un malaise indéfinissable, qui cependant n'empêche pas qu'on ne vaque à ses occupations.

Le flux de ventre, d'abord peu répété, devient de plus en plus fréquent.

Cet état de choses dure un peu plus un peu moins, quelques jours, quelques heures, selon la constitution, le tempérament, les dispositions maladives de la personne atteinte, selon l'intensité du principe morbide.

La deuxième période, période fatale, se signale par un flux de ventre toujours très-liquide, peu abondant, par des envies plutôt que par un besoin réel d'aller à la selle, accompagnées de tranchées, de spasmes et quelquefois de fortes crampes d'estomac.

Les envies d'aller à la selle, les coliques, les tranchées se succèdent presque sans interruption, plus de trève, de répit, alors arrivent le flux de sang, les vomissements.

A partir de ce moment, la maladie ne marche plus, elle se précipite ; malheur à qui ne peut ou ne sait pas lui opposer une résistance utile !

Bien des traitements ont été proclamés propres à en arrêter le cours qui, à l'essai, ont été reconnus infructueux ; je viens à mon tour proposer un mode de traitement dont je possède la formule depuis de longues années, et dont j'ai pu constater la très-grande efficacité ; je me suis guéri du choléra en 1854, deux autres personnes ont été guéries par moi très-rapidement sans qu'il y ait eu de suites fâcheuses.

Quant aux dyssenteries que j'ai traitées d'après cette méthode, aucune n'a résisté. Les cures que j'ai faites sont nombreuses, — ça a été mon point de départ.

Dire que je guéris la dyssenterie n'est-ce pas dire que je guéris le choléra, qui en est la conséquence la plus immédiate.

Mon traitement consiste à faire boire au malade,
en deux fois en un quart d'heure :
Un verre d'eau sucrée dans lequel je mets
Une cuillère à soupe de bicarbonate de soude,
Une cuillère à café d'alcool fortement camphré,
Et une cuillère à café d'eau de fleur d'oranger.

Cependant, s'il s'agit d'une simple diarrhée, il est convenable de réduire la dose.

Ce breuvage doit être pris, lorsque par l'agitation le mélange est bien fait, et aussitôt après sa préparation, afin d'éviter que son action ne soit entravée, en laissant se produire dans le verre une sorte de fermentation latente ou combinaison chimique qui doit se produire plus utilement dans l'estomac.

L'oubli de cette précaution a, dans l'emploi des médicaments, causé, je crois, bien des échecs inattendus en médecine.

Si la première potion ne suffit pas pour arrêter le mal, après un délai moral qui lui est laissé pour agir, on en administre une deuxième qui ne manque jamais son effet.

Tel est mon traitement de la diarrhée, de la dyssenterie et du choléra, dont l'efficacité est certaine, positive, s'il est appliqué avec intelligence. Il importe d'attaquer la maladie au début, pendant la première période ou au commencement de la deuxième, de prendre la diarrhée et la dyssenterie au sérieux, lorsque règne une influence cholérique, et de les traiter, sans délai, comme si elles devaient dégénérer, et avant qu'elles n'aient dégénérées en choléra. Une pratique détestable, c'est d'attendre que le mal se soit localisé, qu'il ait dévasté le corps humain, avant de l'attaquer, c'est de faire de la médecine expectante.

Cependant si le choléra sévit avec fureur, il est un traitement supplémentaire que je conseille, bien qu'il ne soit pas indispensable.

Il faut avoir soin de frictionner l'abdomen du malade, surtout la région ombilicale avec de l'alcool fortement camphrée, de le couvrir ainsi que le côté gauche d'un petit matelas de coton cardé, humecté au préalable avec le même liquide, de frotter l'anus avec une pommade formée d'axonge, d'écorce d'orange rapée, de camphre pulvérisé, d'extrait de racines de rathania.

Les lavements d'extrait de racines de rathania, d'après la formule du docteur Bretoneau de Tours, produisent de bons effets, ainsi qu'une infusion de baies d'airelles qu'on peut remplacer par une infusion dans laquelle il entre de l'extrait de racines de rathania.

Il est à propos, quand un froid mortel s'empare du malade, de lui faire respirer avec précaution, pour rappeler la chaleur qui s'éteint, du gaz oxygène pur qui a la propriété d'accélérer la circulation. Autre précaution à prendre, tremper le linge du malade, quand on le change, dans un bain d'eau chlorurée avant de l'étendre, afin d'empêcher la putréfaction du linge, qui développe la contagion.

Mais, je le répète, cette partie supplémentaire de mon traitement, si elle est utile, n'est pas indispensable.

Ce traitement m'a été suggéré il y a bien des années, par l'observation, par quelques études médicales, par un peu d'expérience, par la logique surtout, cette arianne qui nous guide dans le dédale de la pensée.

Sachant que le sous-carbonate de soude entrait avec l'albumine dans la composition du blanc d'œuf recommandé pour arrêter le dévoiement, diminutif de la dyssenterie, que le bi-carbonate de soude existait en grande quantité dans les eaux de Vichy, conseillées avec succès aux personnes atteintes de maladies d'entrailles et d'estomac, j'en ai conclu que la partie agissante dans le blanc d'œuf n'était pas l'albumine, selon l'opinion reçue, mais bien le sous-carbonate de soude, et qu'en conséquence le bi-carbonate de soude, administré à forte dose, devait avoir la propriété de guérir la dyssenterie et le choléra. J'ai essayé d'abord sur la dyssenterie, ensuite sur le choléra, et j'ai réussi au-delà même de mes espérances.

J'ai fait usage de la fleur d'oranger et du camphre, comme calmants préférables aux composés d'opium dont l'emploi laisse toujours des traces funestes, paralyse l'action des autres médicaments, en stupéfiant l'organisme, et en même temps comme anti-putrides capables d'empêcher, par la désinfection, la formation de petits vers intestinaux microscopiques, qui naissent sous l'influence du principe morbide dont ils augmentent l'action, en surexcitant par la succion les sécrétions intestinales.

C'est surtout par le fondement que les maladies contagieuses envahissent le corps humain. Voilà pourquoi je recommande dans mon traitement supplémentaire des frictions avec une pommade destinée à contrarier l'absorption et la formation du principe contagieux.

J'emploie des baies d'airelles et l'extrait de racines de rathania, comme astringents de premier ordre.

Quel sera le sort de ma communication ? elle sera

sans doute mise de côté sans examen, car je ne porte pas un nom qui la recommande à l'attention, et j'ai le malheur de n'appartenir ni à l'Institut ni à l'Académie de médecine ; et cependant ce ne serait pas une raison pour qu'elle fut ainsi écartée.

En dehors de l'Institut, conservateur et propagateur de la science, dont je respecte et dont j'admire le vrai savoir dû à un labeur incessant, il peut y avoir un peu d'intelligence et quelques connaissances utiles.

Jacquard, l'illustre et malheureux inventeur d'un métier célèbre, n'était pas de l'Institut. Sauvage, qui dépensa une fortune considérable pour créer l'hélice, qui a transformé toutes les marines et qui mourut pauvre, à l'hôpital, n'était pas de l'Institut.

Fulton qui, par l'application de la vapeur à la navigation, parvint à dompter la mer et la tempête, à rapprocher les distances, n'était pas de l'Institut.

Raclet, petit propriétaire du Beaujolais, qui trouva le moyen tant cherché de détruire la pyrale, véritable fléau, avec un peu d'eau bouillante, et qui mourut pauvre, malgré les promesses qui lui furent faites pour en obtenir la divulgation de son procédé qui sauva toute une contrée d'une ruine complète et fit tomber des sommes énormes dans les caisses de l'Etat, n'était pas de l'Institut.

Je n'ai pas la prétention, tant s'en faut, de m'égaler à ces hommes illustres, si j'ai cité leurs noms c'est afin de répondre au superbe dédain avec lequel M. Velpeau a accueilli les communications faites, à propos du choléra, par des personnes qui, sans doute, n'avaient pas qualité pour les faire, mais dont les louables intentions méritaient plus d'égards.

M. Velpeau a trop oublié que le chemin qui conduit à la vérité est semé d'erreurs.

Je cours peut-être un autre danger, celui de me voir contester la nouveauté de mon traitement. A ceux-là je répondrai que je n'ai pas la prétention d'avoir inventé les médicaments dont je me sers, mais que ce qui m'appartient, sans conteste, c'est l'application que j'en ai faite à des cas tout spéciaux, lorsque personne n'y songeait, c'est leur combinaison, leur emploi et la dose, chose essentielle à laquelle je les administre.

D'autres viendront peut-être me disputer la priorité de ma découverte.

A cet égard, je ferai observer que je n'ai pu faire des expériences sans éventer quelque peu mon secret, soit en prenant chez le pharmacien les médicaments dont j'avais besoin, soit en les préparant devant les personnes soignées par moi, soit en répondant aux questions qui m'étaient adressées.

Cependant, j'espère que mes craintes seront puériles et que justice me sera rendue; justice de la part de ceux qui seront chargés par le Ministre de l'appréciation et de l'examen de mon procédé ;

Justice de la part de ceux qui, en ayant eu connaissance par moi, ne voudront pas m'en dépouiller ;

Justice, enfin, de la part de l'administration qui tiendra, sans doute, les promesses qu'elle m'a faites en cas de succès, promesses consignées dans une lettre que j'ai eu l'honneur de recevoir de M. Béhic, en réponse à celle que je lui avais écrite, contenant le prix que je mettais à ma communication.

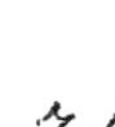

J.-B[te] LACHAUME.